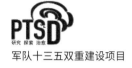

军队十三五双重建设项目

图说心理

恐惧和创伤后应激障碍的防治

刘伟志　吴荔荔　严雯婕　编

凌　昱　绘

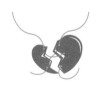

上海科学普及出版社

图书在版编目（CIP）数据

图说心理：恐惧和创伤后应激障碍的防治 / 刘伟志，吴荔荔，严雯婕编；凌昱绘. – 上海：上海科学普及出版社，2022.6（2024.4 重印）

ISBN 978-7-5427-8155-0

Ⅰ.①图… Ⅱ.①刘… ②吴… ③严… ④凌… Ⅲ.①创伤－心理应激－精神障碍－防治－图解 Ⅳ.① R749.05-64

中国版本图书馆 CIP 数据核字（2022）第 034633 号

责任编辑 李 蕾

图说心理

恐惧和创伤后应激障碍的防治

刘伟志 吴荔荔 严雯婕 **编** 凌 昱 **绘**

上海科学普及出版社出版发行

（上海中山北路 832 号 邮政编码 200070）

http://www.pspsh.com

各地新华书店经销 山东博雅彩印有限公司印刷

开本 787×1092 1/32 印张 3

2022 年 6 月第 1 版 2024 年 4 月第 2 次印刷

ISBN 978-7-5427-8155-0 定价：28.00 元

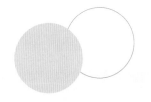

　　国内外的研究数据显示，全世界超过70%的人一生当中都会经历创伤性事件（Traumatic Event,TE），31%的人会经历4次或以上。创伤性事件包括经历自然灾害、意外事故、重大疾病、亲人去世等。创伤后应激障碍（Post Traumatic Stress Disorder, PTSD）的发生与经历创伤事件密切相关，表现为经历一次或多次创伤后产生创伤记忆侵入、回避创伤相关刺激、认知和情绪发生消极改变、唤醒增强和行为过激等核心症状。

　　PTSD对个人的身心健康、家庭生活、工作绩效和社会功能等方面的损害很大，且持续时间长。不仅影响当事人，也会影响他们身边的人。一个情绪极端不稳定的PTSD患者其家人可能也会出现抑郁或者焦虑。而在今天的临床实践中，因为多种原因，PTSD的临床评估和诊断没有受到足够的重视，可能很多有抑郁或焦虑症状的个体背后存在创伤的因素。本课题组的研究显示，PTSD的发生和发展除了与心理创伤的严重程度相关外，还存在个体差异性因素，其中主观恐惧、睡眠质量、人格等起到了非常重要的作用。

现在正值新冠疫情肆虐全球，国际形势风云变幻，国际心理学权威杂志 *Psychological Medicine* 在其 2021 年封面文章中预测"全球下一个流行病就是 PTSD"，表明创伤心理康复需求巨大。海军军医大学心理系 PTSD 防治实验室致力于创伤心理康复十余年，开启心理创伤康复计划（Psychological Trauma Recover Project,PTRP-5-6）。

本书通过图画的形式，帮助读者正确认识恐惧和 PTSD，并在基于 PTSD 的个体差异性因素的基础上，为个体经历创伤后如何防治 PTSD 提供有效的技术方法。全书分为九章，每章均通过 9 幅图片来讲述关于恐惧和 PTSD 防治的小知识。各章之间既相互独立，又相互联系。

本书是一本科普图书，更寄托着编者一个希望。望我们的研究、探索成果有助于 PTSD 患者走出阴影，恢复阳光的生活。编者虽然尽了最大努力，但本书仍难以尽善尽美，书中如有不当之处，还望读者不吝指正。

编　者

写于上海·PTSD 防护实验室

2022 年 1 月 14 日

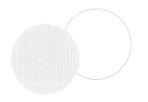

CONTENTS 目录

第一章　初见恐惧 Fear at First Sight · 1 ·

第二章　恐惧后果 Consequences of Fear · 11 ·

第三章　创伤后应激障碍共病 PTSD Comorbidity · 21 ·

第四章　创伤后应激障碍的个体差异性 Individual Difference of PTSD · 31 ·

第五章　百分之四十的力量 40% Power · 41 ·

第六章　创伤后应激障碍的心理防治技术：正念冥想

　　　　Psychological Prevention and Treatment Technology of PTSD: Mindfulness Meditation · 51 ·

第七章　创伤后应激障碍的心理防治技术：眼动脱敏与再加工

　　　　Psychological Prevention and Treatment Technology of PTSD:

　　　　Eye Movement Desensitization and Reprocessing · 61 ·

CONTENTS 目录

第八章　创伤后应激障碍的心理防治技术：延长暴露疗法
Psychological Prevention and Treatment Technology of PTSD:
Prolonged Exposure Therapy ·71·
第九章　创伤后应激障碍的药物治疗 Pharmacal Therapy of PTSD ·81·

第一章

初见恐惧

Fear at First Sight

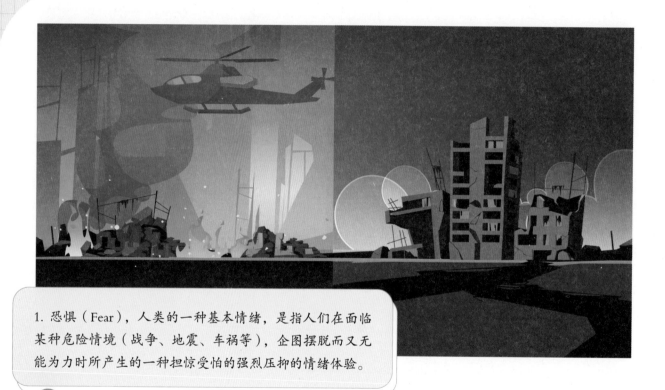

1. 恐惧（Fear），人类的一种基本情绪，是指人们在面临某种危险情境（战争、地震、车祸等），企图摆脱而又无能为力时所产生的一种担惊受怕的强烈压抑的情绪体验。

2. 恐惧产生时，会产生强烈的有意识的主观情绪体验：害怕。

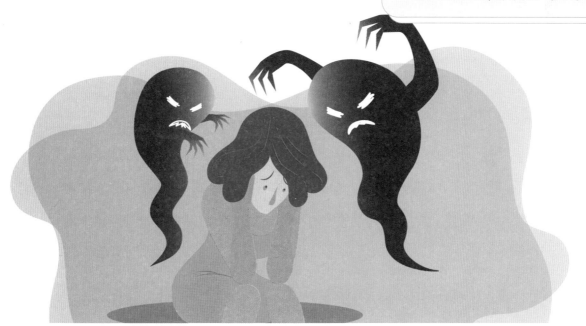

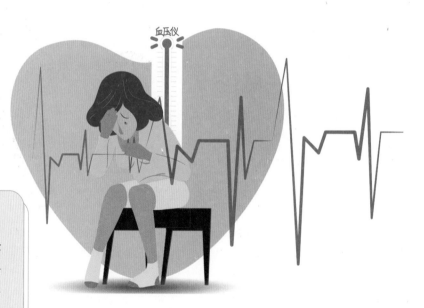

3. 恐惧产生时，常伴随一系列的生理变化：心跳加速甚至心律不齐、呼吸短促或停顿、血压升高、脸色苍白、嘴唇颤抖、口舌发干等。

4. 恐惧产生时，皮温也会发生变化：内部体温升高，外周体温下降，身冒冷汗、四肢发凉。

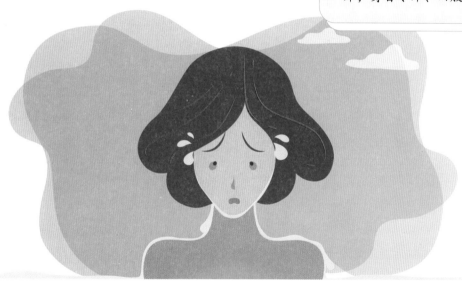

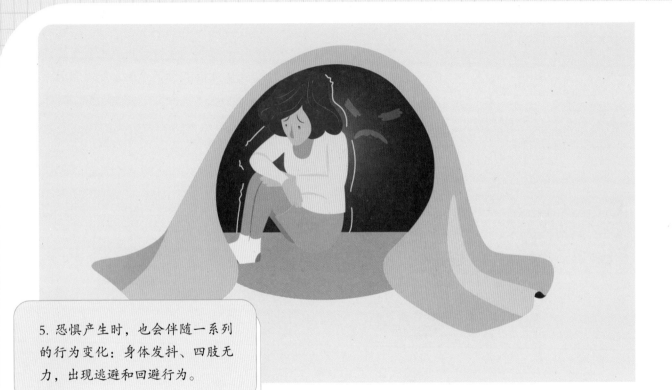

5. 恐惧产生时，也会伴随一系列的行为变化：身体发抖、四肢无力，出现逃避和回避行为。

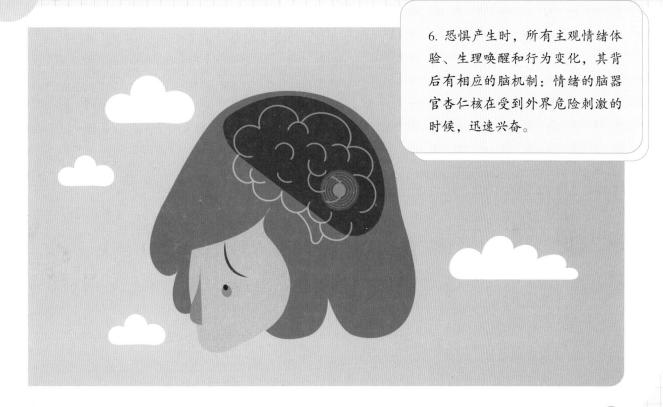

6. 恐惧产生时，所有主观情绪体验、生理唤醒和行为变化，其背后有相应的脑机制：情绪的脑器官杏仁核在受到外界危险刺激的时候，迅速兴奋。

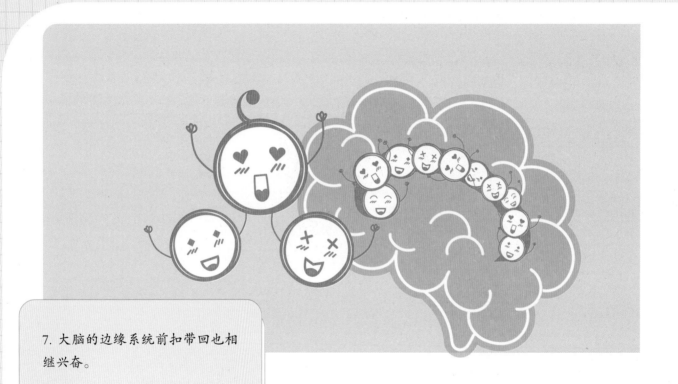

7. 大脑的边缘系统前扣带回也相继兴奋。

8. 在大脑相应的区域相继兴奋后，交感神经开始发挥作用。然后产生相应的生理唤醒和主观情绪体验。

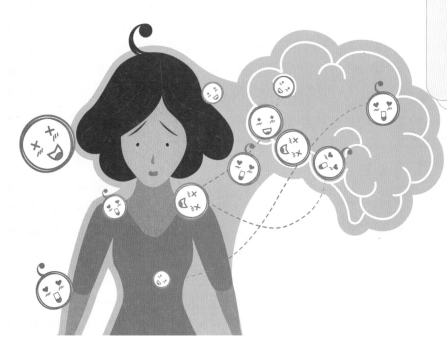

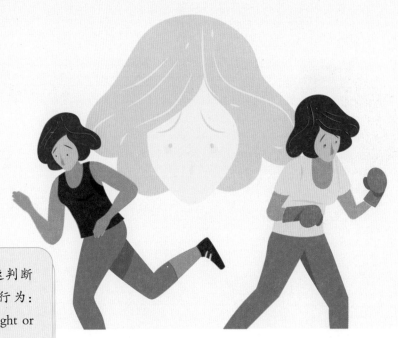

9. 个体作出快速判断并产生相应的行为：逃跑或战斗（Flight or Fight）。

第二章

恐惧后果

Consequences of Fear

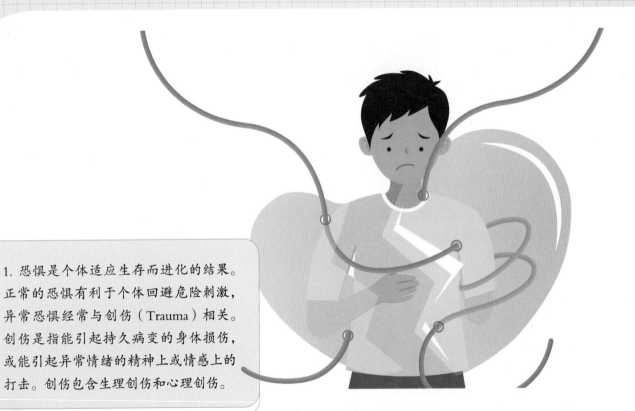

1. 恐惧是个体适应生存而进化的结果。正常的恐惧有利于个体回避危险刺激，异常恐惧经常与创伤（Trauma）相关。创伤是指能引起持久病变的身体损伤，或能引起异常情绪的精神上或情感上的打击。创伤包含生理创伤和心理创伤。

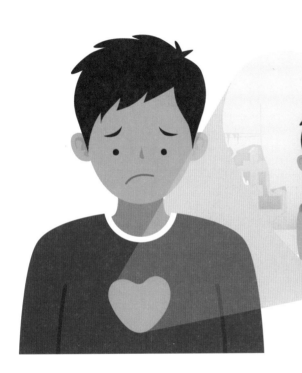

2. 创伤导致异常恐惧产生，使得个体在经历创伤后，恐惧继续存在，没有消退。

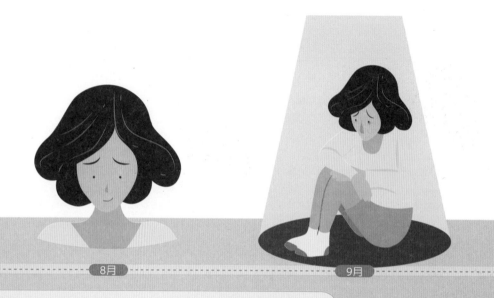

8月

9月

3. 经历重大创伤，恐惧消退没有完成，个体可能出现最常见的两类心理问题：急性应激障碍（Acute Stress Disorder， ASD）和创伤后应激障碍（Post Traumatic Stress Disorder， PTSD）。

4. ASD 的主要表现之一是强烈恐惧体验的精神运动性兴奋，行为有一定的盲目性。俗称"疯了"。

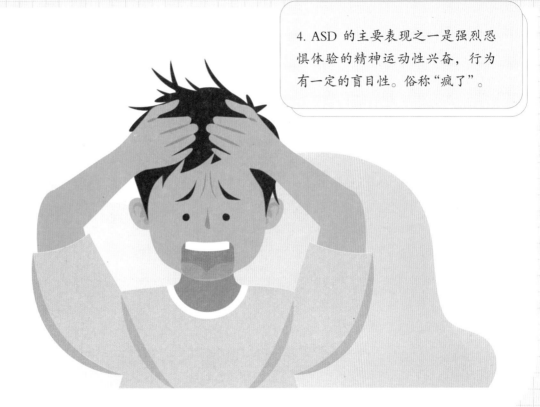

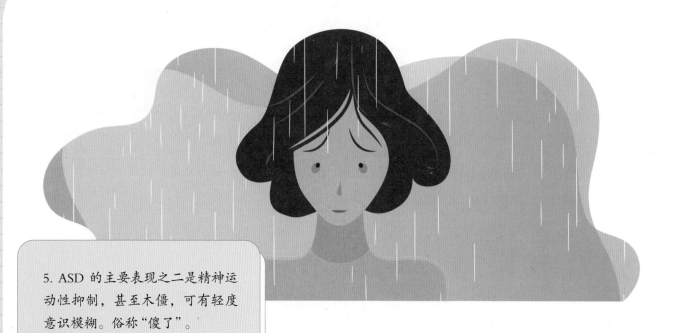

5. ASD 的主要表现之二是精神运动性抑制，甚至木僵，可有轻度意识模糊。俗称"傻了"。

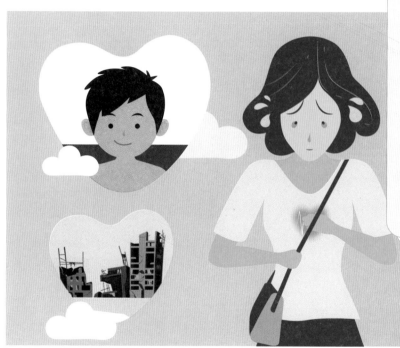

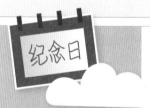

6. PTSD 的主要症状之一是反复重现创伤性体验（病理性重现）：

① 不由自主地回想受打击的经历；

② 反复出现有创伤性内容的噩梦；

③ 反复产生错觉、幻觉；

④ 反复发生触景生情的精神痛苦，如目睹死者遗物、旧地重游，或遇纪念日等情况下会感到异常痛苦和产生明显的生理反应，如心悸、出汗、面色苍白等。

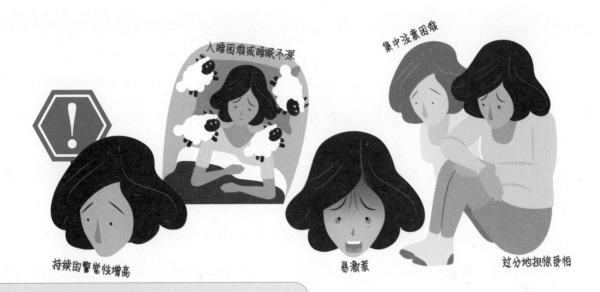

入睡困难或睡眠不深

集中注意困难

持续的警觉性增高

易激惹

过分地担惊受怕

7. PTSD 的主要症状之二是持续的警觉性增高:
① 入睡困难或睡眠不深; ② 易激惹;
③ 集中注意困难; ④ 过分地担惊受怕。

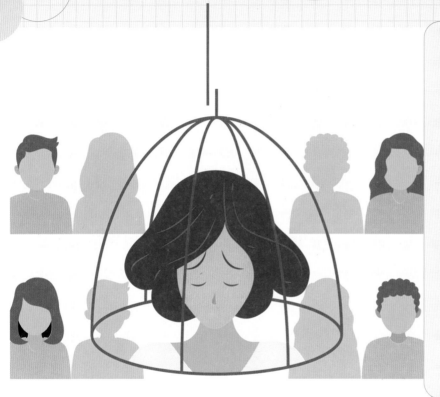

8. PTSD 的主要症状之三是对与刺激相似或有关的情境的回避：

① 极力不想与创伤性经历相关的人与事；

② 避免参加能引起痛苦回忆的活动，或避免到会引起痛苦回忆的地方；

③ 不愿与人交往、对亲人变得冷淡；

④ 兴趣爱好范围变窄，但对与创伤经历无关的某些活动仍有兴趣；

⑤ 选择性遗忘；

⑥ 对未来失去希望和信心。

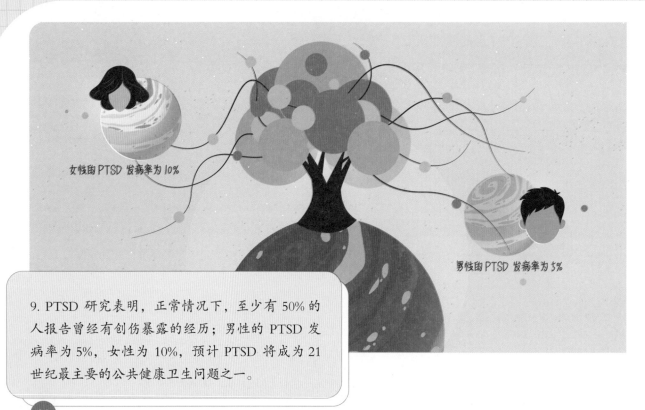

女性的 PTSD 发病率为 10%

男性的 PTSD 发病率为 5%

9. PTSD 研究表明，正常情况下，至少有 50% 的人报告曾经有创伤暴露的经历；男性的 PTSD 发病率为 5%，女性为 10%，预计 PTSD 将成为 21 世纪最主要的公共健康卫生问题之一。

第三章

创伤后应激障碍共病

PTSD Comorbidity

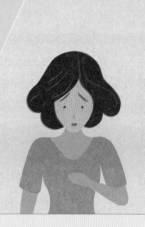

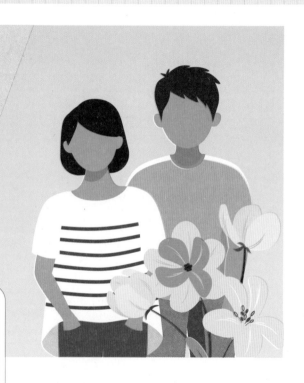

1. 创伤后应激障碍（PTSD）除了上面所说的三个症状外，在最新的诊断标准中还增加了一个维度：与创伤性事件有关的认知和心境方面的负性改变，在创伤性事件发生后开始或加重。

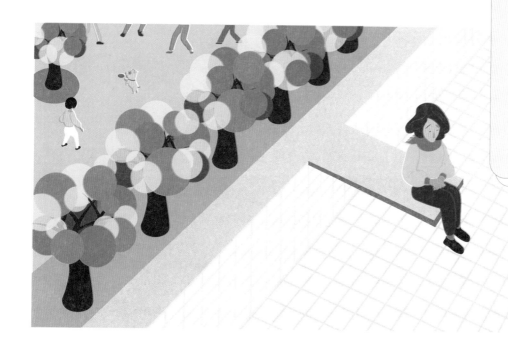

2. 情绪方面：持续性的负性情绪状态（害怕、恐惧、愤怒、内疚、羞愧等）；持续地不能体验到正性情绪（快乐、满足或爱的感觉等）。

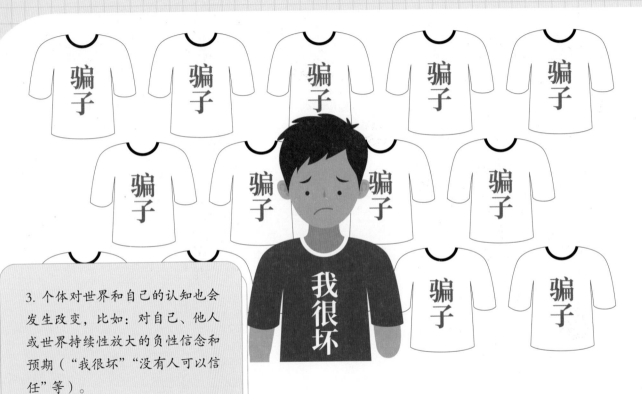

3. 个体对世界和自己的认知也会发生改变，比如：对自己、他人或世界持续性放大的负性信念和预期（"我很坏""没有人可以信任"等）。

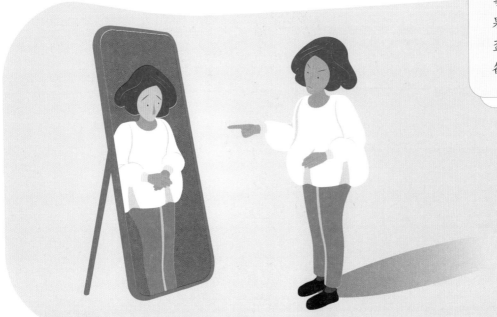

4. 由于对创伤性事件的原因或结果持续性地认知歪曲，导致个体责备自己或他人。

25

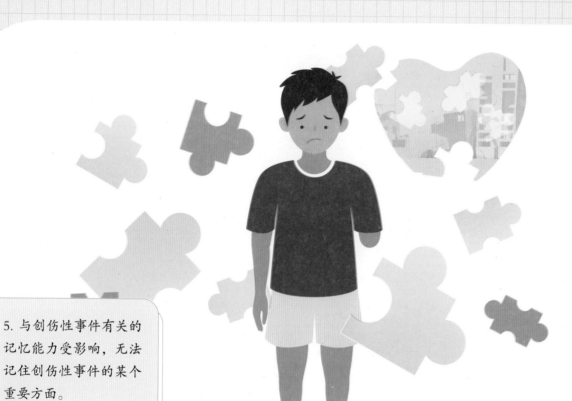

5. 与创伤性事件有关的记忆能力受影响，无法记住创伤性事件的某个重要方面。

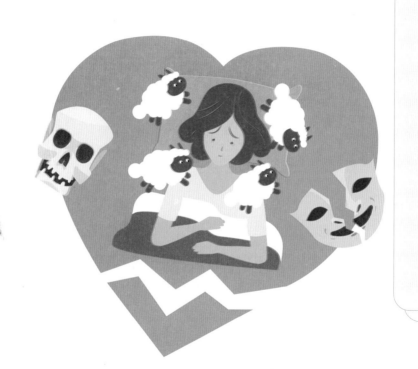

6. 研究表明，经历创伤的个体容易发展成PTSD，同时也会伴发其他的症状：（a）抑郁。很多患有PTSD的个体并不知道自己是PTSD患者，经常会因为情绪消极、睡眠不好、有自杀倾向或行为而被其他人识别为抑郁症。

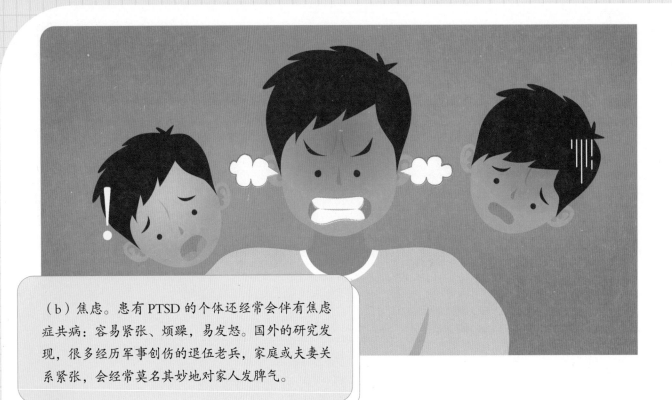

（b）焦虑。患有PTSD的个体还经常会伴有焦虑症共病：容易紧张、烦躁，易发怒。国外的研究发现，很多经历军事创伤的退伍老兵，家庭或夫妻关系紧张，会经常莫名其妙地对家人发脾气。

7. 研究表明，个体经历重大创伤会影响其整个的生命质量，包括心理健康、生理健康、人际关系和社会适应。

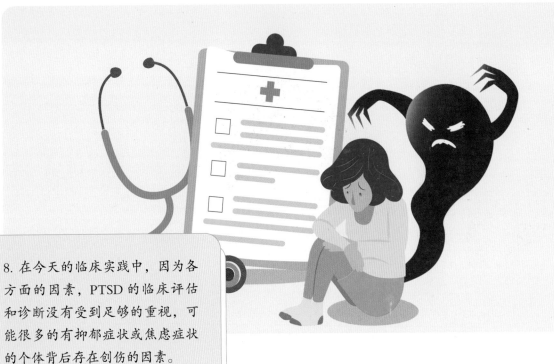

8. 在今天的临床实践中，因为各方面的因素，PTSD 的临床评估和诊断没有受到足够的重视，可能很多的有抑郁症状或焦虑症状的个体背后存在创伤的因素。

第四章

创伤后应激障碍的个体差异性

Individual Difference of PTSD

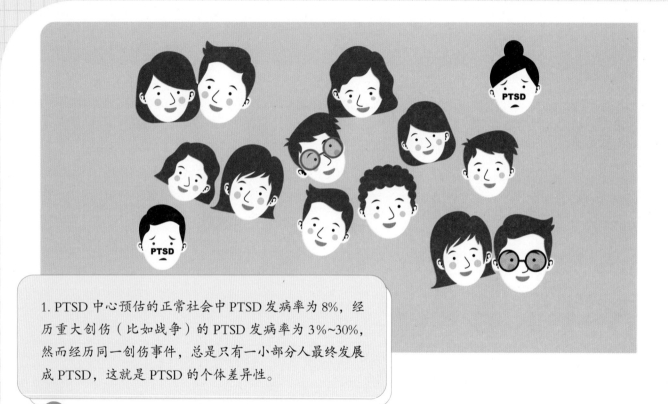

1. PTSD 中心预估的正常社会中 PTSD 发病率为 8%，经历重大创伤（比如战争）的 PTSD 发病率为 3%~30%，然而经历同一创伤事件，总是只有一小部分人最终发展成 PTSD，这就是 PTSD 的个体差异性。

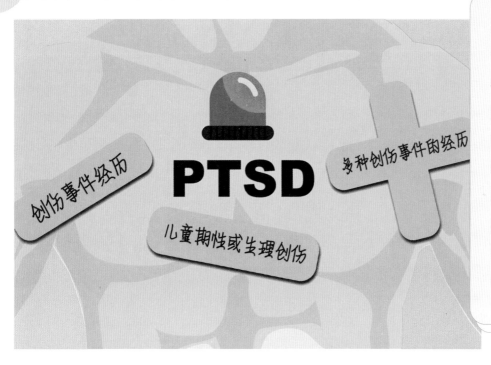

2. 以往研究发现创伤应激导致 PTSD 的风险因素有：（a）创伤事件经历、多种创伤事件的经历、儿童期性或生理创伤等因素会对 PTSD 的发展产生影响。经历的创伤越多、症状越严重，尤其是经历童年创伤的个体，更容易发展成 PTSD。

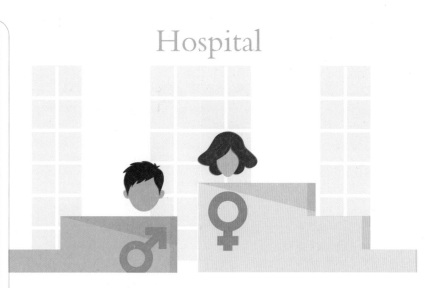

（b）人口学因素也会对PTSD的发展产生影响，尤其是性别差异。大多数研究支持女性比男性PTSD的患病率要高，虽然有人指出在现有的研究样本中，普遍女性样本数量高于男性，是否存在报告偏差，即女性倾向于报告，而男性倾向于不报告；但是更进一步的研究表明，PTSD的性别差异确实存在。

Hospital

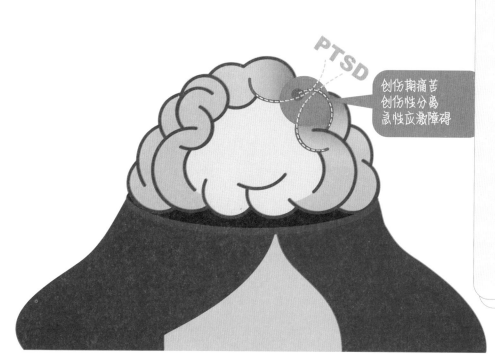

PTSD

创伤期痛苦
创伤性分离
急性应激障碍

（c）在经历创伤的时候，创伤期痛苦（Peritraumatic Distress）、创伤性分离（Peritraumatic Dissociation）和急性应激障碍(Acute Stress Disorder) 等的症状严重程度也是 PTSD 的主要预测因素，创伤时围创伤期症状越严重，更容易得 PTSD。

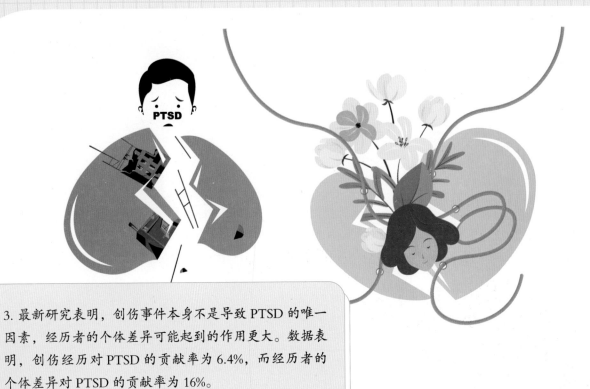

3. 最新研究表明，创伤事件本身不是导致 PTSD 的唯一因素，经历者的个体差异可能起到的作用更大。数据表明，创伤经历对 PTSD 的贡献率为 6.4%，而经历者的个体差异对 PTSD 的贡献率为 16%。

4. 国际著名心理学家 Richard Davidson 说过：个体能否幸福与健康，40% 由自己决定。这个 40% 指的就是个体的所思所为，即个体差异性。

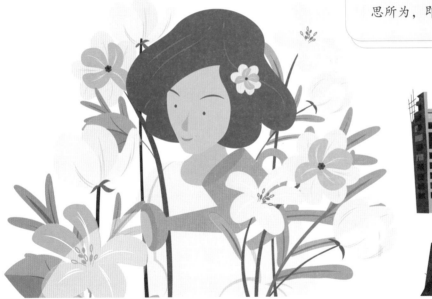

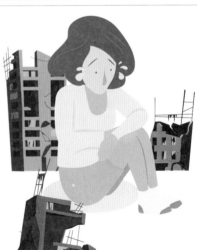

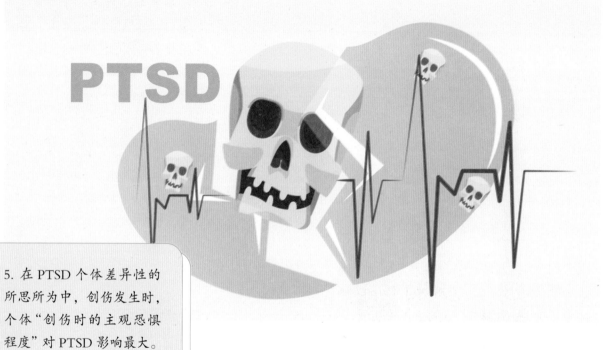

5. 在 PTSD 个体差异性的所思所为中，创伤发生时，个体"创伤时的主观恐惧程度"对 PTSD 影响最大。

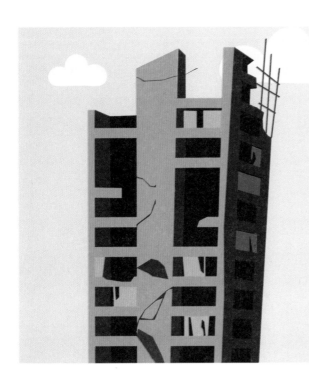

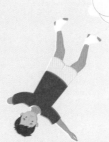

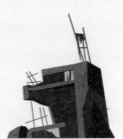

6. 有数据支持的个体差异性包含应对方式、人格特质、睡眠质量和社会支持。其中应对方式的消极和人格特质中的神经质是 PTSD 的风险性因素。

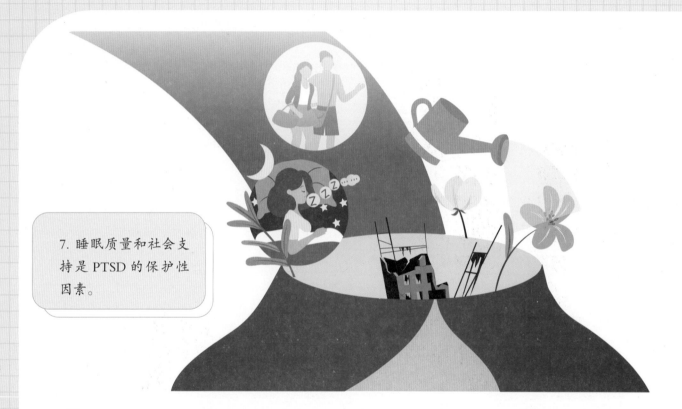

7. 睡眠质量和社会支持是 PTSD 的保护性因素。

第五章

百分之四十的力量

40% Power

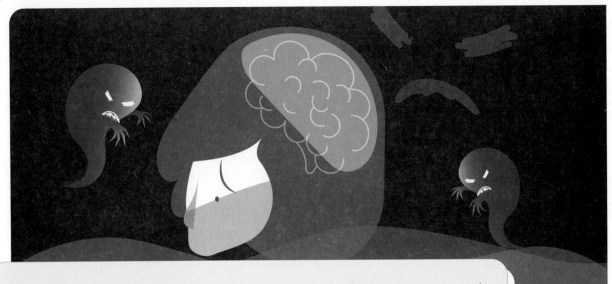

1. 个体能否幸福与健康，40% 由自己决定。创伤发生时或者创伤发生后，你的情绪体验和头脑中的思考和看法，即所谓的"所思"。比如创伤时个体体验的主观恐惧情绪越高，发展成 PTSD 的可能性就会升高；同时它与性别还存在交互作用，一般来说，女性在面对创伤时体验到的恐惧情绪相对高一点。

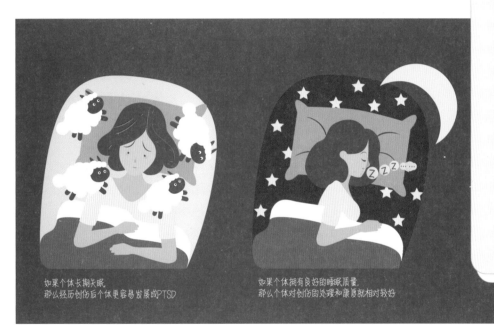

如果个体长期失眠，
那么经历创伤后个体更容易发展成PTSD

如果个体拥有良好的睡眠质量，
那么个体对创伤的处理和康复就相对较好

2. 个体的睡眠质量对 PTSD 的贡献率最大，无论是创伤前或者创伤后，如果个体拥有良好的睡眠质量，那么个体对创伤的处理和康复就相对较好。如果个体长期失眠，那么经历创伤后个体更容易发展成PTSD。

43

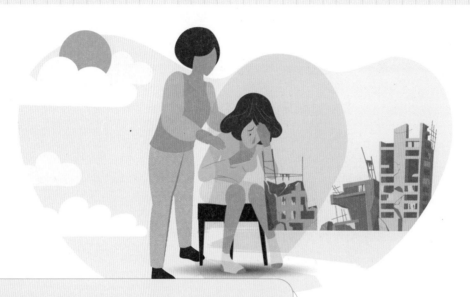

3. 人格特质——神经质（Neuroticism）对 PTSD 的发生也影响很大，神经质得分越高，也就是通常讲的情绪不稳定，个体更容易发展成 PTSD。因此，经历创伤事件后，情绪的及时疏导和避免剧烈波动是必要的。

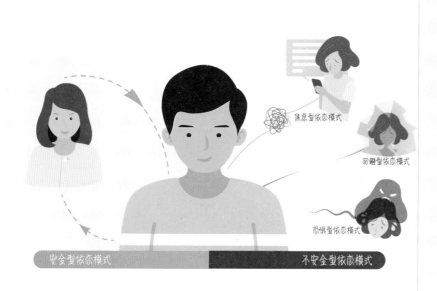

焦虑型依恋模式

回避型依恋模式

恐惧型依恋模式

安全型依恋模式　　不安全型依恋模式

4. 进一步的研究表明，个体的依恋模式（Attachment Pattern）也与 PTSD 的发生有关系。依恋模式指的是个体在其成长过程中与其主要照顾者形成的相对稳固的关系模式，长大后会形成有关自我与他人的"内部心理表征"，并影响亲密人际关系的稳定。成人的依恋模式分为安全型依恋模式和不安全型依恋模式，其中不安全型依恋模式又分为焦虑型、回避型和恐惧型依恋模式。

恐惧型依恋模式

焦虑型依恋模式

安全型依恋模式

回避型依恋模式

PTSD

5. 相对安全型依恋模式，不安全型依恋模式更容易发展成PTSD，其中恐惧型依恋模式尤为如此。

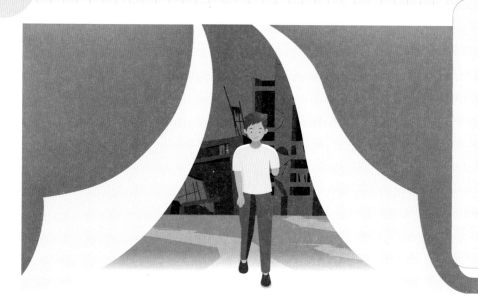

6."所为"指的是你如何处理与创伤相关的事情。积极应对是一种有效的行为方向，相比消极的应对方式，它更能帮助个体康复；所以我们面对创伤不要回避、否认、消极抵抗；而应积极想办法解决问题，让自己走出"创伤"。

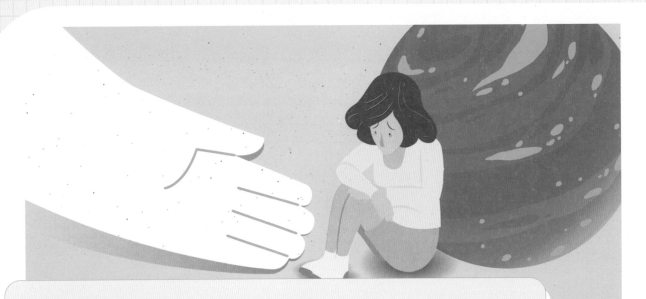

7. 寻求社会支持是另一种行为方向，它在单因素统计的时候，有显著的作用，虽然综合起来统计，结果不显著，可能是因为它与个体的其他因素混杂在一起，比如，积极应对的个体和人格外向的个体可能获得更多的社会支持，所以我们不能忽视社会支持的力量。社会支持包括家庭内支持和家庭外支持。

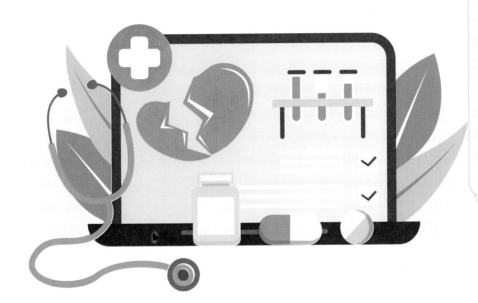

8. 专业的心理防治技术提供了循证的数据支持，包括行为激活（BA）、延长暴露（PE）、眼动脱敏与再加工（EMDR）等。以上技术聚焦于个体的创伤经历。

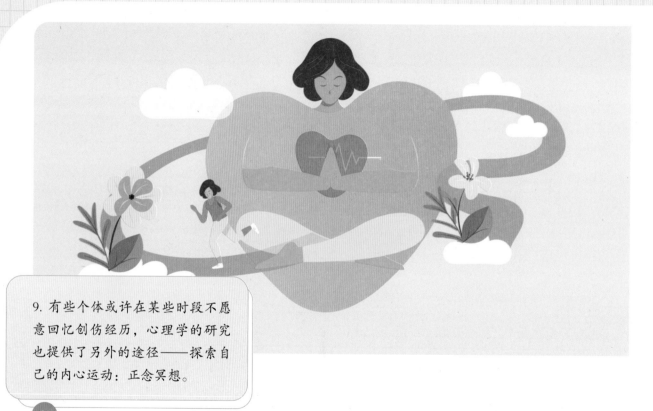

9. 有些个体或许在某些时段不愿意回忆创伤经历，心理学的研究也提供了另外的途径——探索自己的内心运动：正念冥想。

第六章

创伤后应激障碍的心理防治技术：正念冥想

Psychological Prevention and Treatment Technology of PTSD:

Mindfulness Meditation

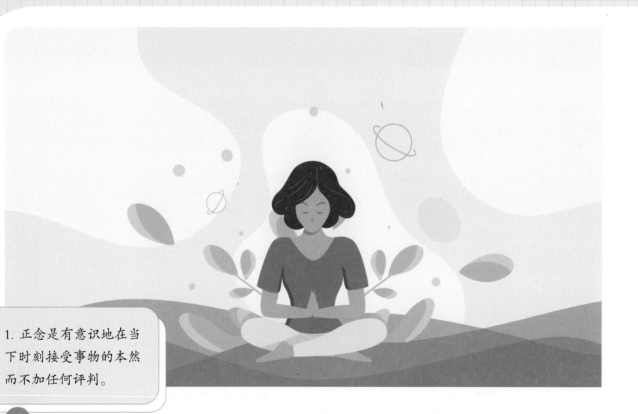

1. 正念是有意识地在当下时刻接受事物的本然而不加任何评判。

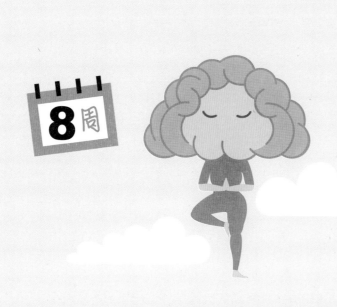

2.目前主流的两种冥想方法是正念减压疗法（MBSR）和正念认知疗法（MBCT）。正念减压疗法：为期八周的正念冥想训练，用来减轻压力，适用于普遍的身体状况。正念认知疗法：在八周正念减压疗法的基础上，实施认知行为疗法。最初用来解决临床抑郁症复发的问题（主要是针对之前有过三次及以上抑郁症复发的患者，使用此方法病情复发率降低了55%），现在用于解决更多心理问题。

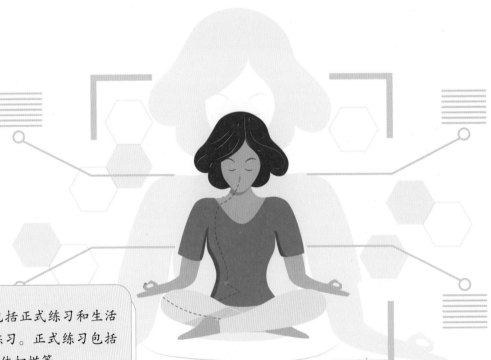

3. 正念练习包括正式练习和生活中的非正式练习。正式练习包括正念呼吸、身体扫描等。

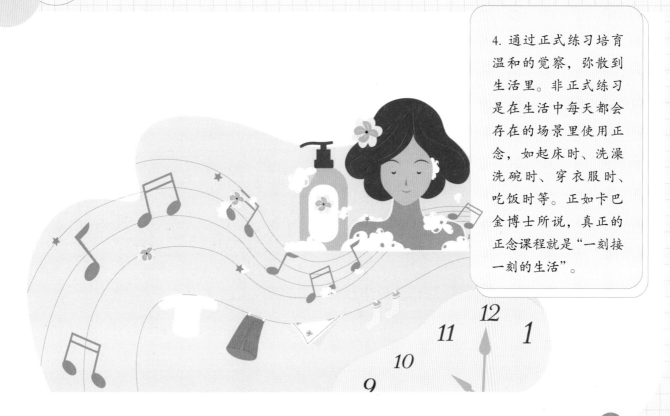

4. 通过正式练习培育温和的觉察，弥散到生活里。非正式练习是在生活中每天都会存在的场景里使用正念，如起床时、洗澡洗碗时、穿衣服时、吃饭时等。正如卡巴金博士所说，真正的正念课程就是"一刻接一刻的生活"。

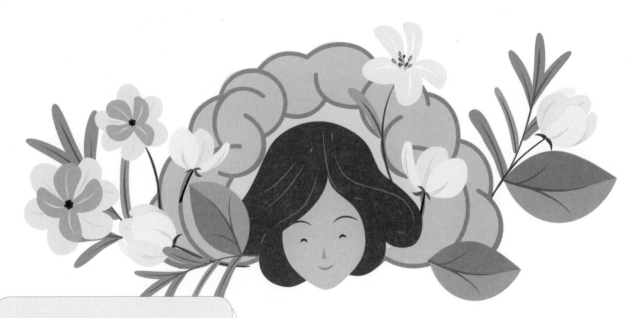

5. 研究显示，正念可以让我们的
大脑产生持久、有益的变化。

6. 正念冥想可减轻压力和焦虑，也可以提高人体免疫能力。

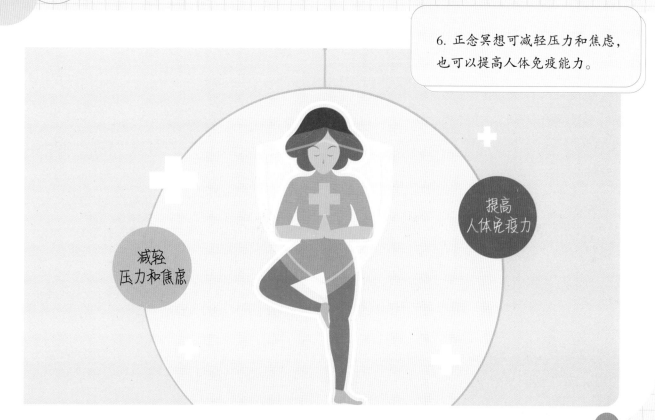

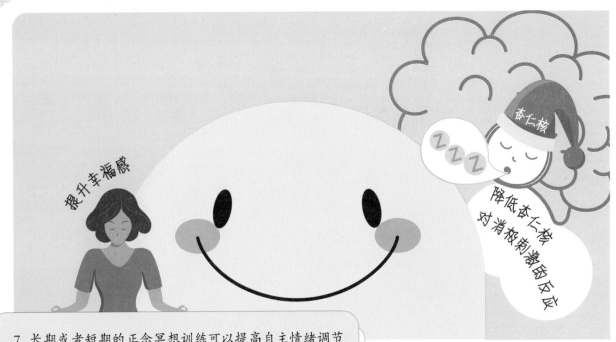

7. 长期或者短期的正念冥想训练可以提高自主情绪调节能力，降低杏仁核对消极刺激的反应，提升幸福感。

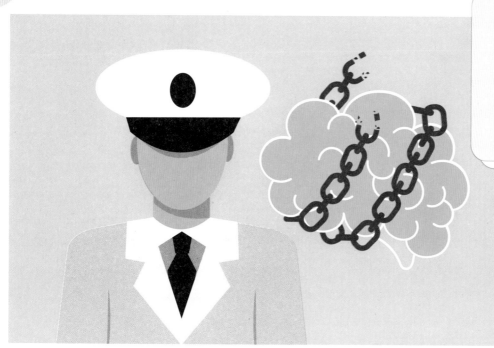

8. 研究结果表明，正念冥想可以帮助退伍军人提高转移注意力的能力，并且摆脱反复出现的痛苦思绪的枷锁。

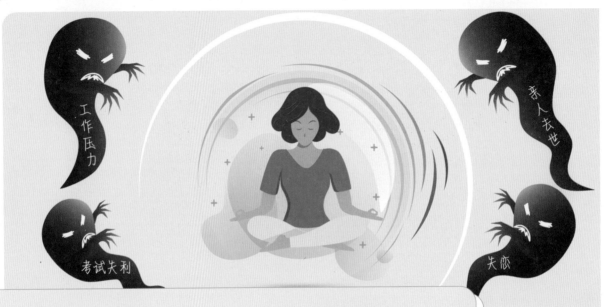

工作压力

亲人去世

考试失利

失恋

9. 正念冥想不能消除生活中的痛苦和压力，但是它可以帮助我们使用一种对自己和情境更加宽容、慈悲的方式加以回应。就像体育锻炼能够促进人的健康，正念冥想更像一种大脑的锻炼，能够帮助人们更好地应对压力。

第七章

创伤后应激障碍的心理防治技术：
眼动脱敏与再加工

Psychological Prevention and Treatment Technology of PTSD:

Eye Movement Desensitization and Reprocessing

EMDR

控制论

精神分析 认知生理学

行为

1. 眼动脱敏与再加工（Eye Movement Desensitization and Reprocessing，EMDR）是一种整合的心理疗法，采用晤谈的形式，通过处理患者的信息加工模式帮助患者迅速降低焦虑，减轻心理创伤并重建希望信心。

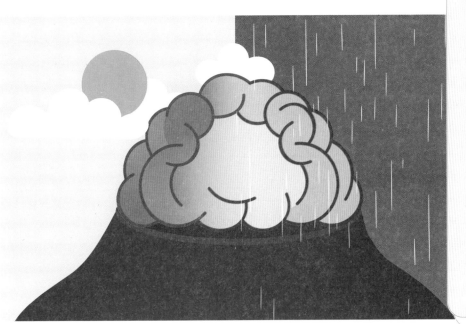

2. EMDR 的基础假设认为：创伤记忆总是不容易被淡忘的，人们在遭遇创伤事件后会本能地隐藏或逃避不幸。当创伤记忆和负面信息在高警觉状态下被储存，停滞在大脑右半球的身体知觉区时，大脑本身的调适功能和正常的神经传导便会受到阻碍，从而造成一些不良信念和不适情绪。

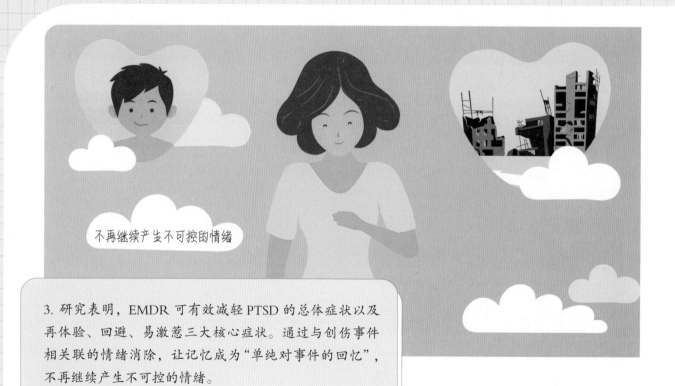

不再继续产生不可控的情绪

3. 研究表明，EMDR 可有效减轻 PTSD 的总体症状以及再体验、回避、易激惹三大核心症状。通过与创伤事件相关联的情绪消除，让记忆成为"单纯对事件的回忆"，不再继续产生不可控的情绪。

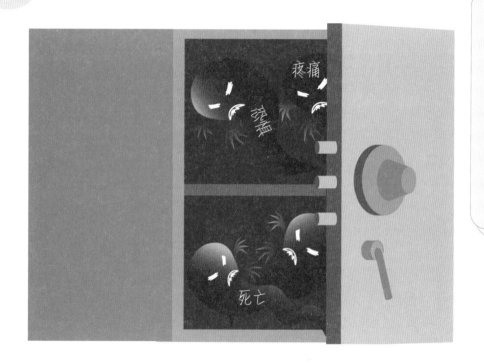

4. 在 EMDR 治疗开始前，治疗师需要采用一系列技术帮助患者达到一个稳定状态，比如安全岛、保险箱等技术。目的是引导患者利用想象建立一个内在的、让自己感到舒适安全的地方。

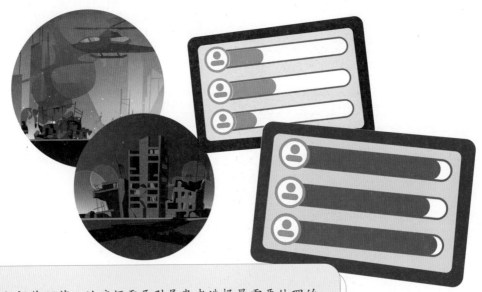

5. 在治疗的认知评价环节，治疗师需要引导患者选择最需要处理的特定记忆，并选定与事件相关的使他感到痛苦的视觉图像。治疗师将与患者一起完成0~10级的主观不适度以及1~7级的认知有效度评级，分别评估事件带来的痛苦程度以及不良认知信念的准确度。

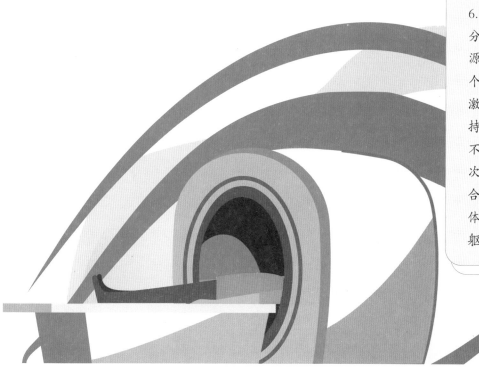

6. EMDR 的再加工部分包括眼动脱敏、资源植入和身体扫描三个阶段。通过双侧刺激操作，引导个体保持对正性认知的觉察，不断对残留的困扰再次加工，三个步骤组合进行，直至个体只体验到中性或正性的躯体感觉。

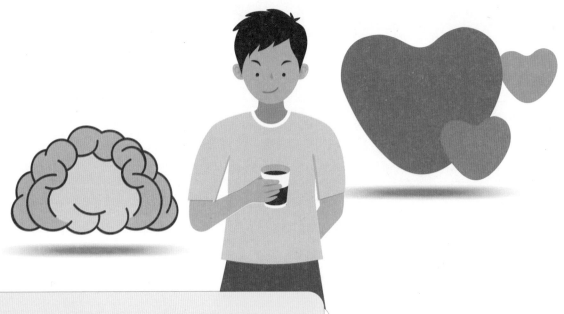

7. EMDR 强调把人看作是一个整体。在整个治疗过程中，EMDR 都始终关注正在发生的情感和生理上的变化。

8. EMDR 也可用于治疗其他心理障碍，包括人格障碍、分离障碍、各种焦虑障碍、躯体形式障碍等。

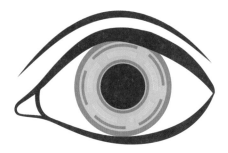

人格障碍

分离障碍

焦虑障碍

躯体形式障碍

具有严重人际创伤的个体、不发达国家和饱经战火洗劫的国家的民众

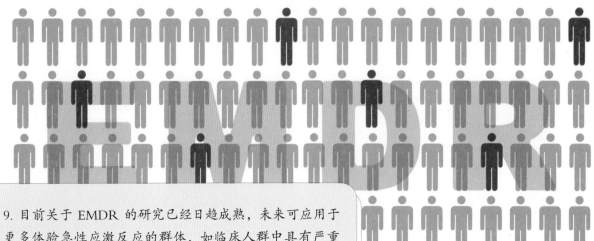

9. 目前关于 EMDR 的研究已经日趋成熟，未来可应用于更多体验急性应激反应的群体，如临床人群中具有严重人际创伤的个体、不发达国家和饱经战火洗劫的国家的民众等。

第八章

创伤后应激障碍的心理防治技术：
延长暴露疗法

Psychological Prevention and Treatment Technology of PTSD:

Prolonged Exposure Therapy

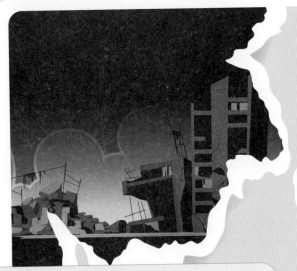
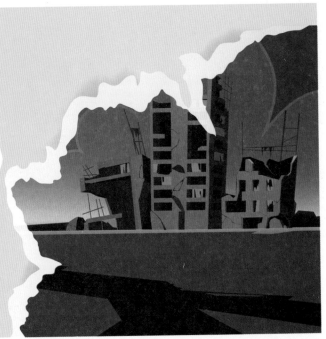

1. 延长暴露疗法（Prolonged Exposure Therapy，PET）聚焦于创伤记忆及其相关恐惧的再激活，有助于让创伤记忆从破碎变成完整，从而形成合理的内在信念。

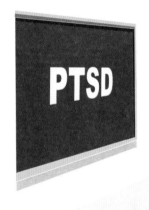

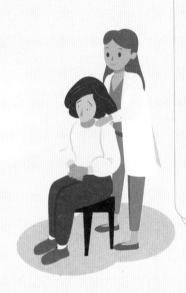

2. PTSD 个体症状加重的一个重要原因是不能接受自己创伤后产生的症状，因此 PE 治疗中治疗师可对个体进行健康教育，让他认识到创伤后会出现的各种问题，许多人也和他一样，并且这些问题是可以解决的，从而帮助个体树立康复的信心。

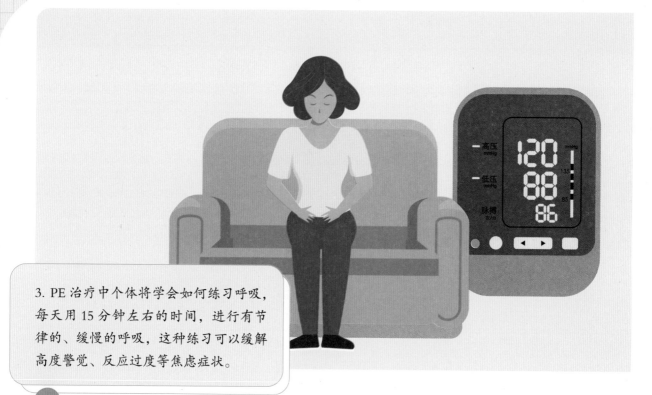

3. PE 治疗中个体将学会如何练习呼吸，每天用 15 分钟左右的时间，进行有节律的、缓慢的呼吸，这种练习可以缓解高度警觉、反应过度等焦虑症状。

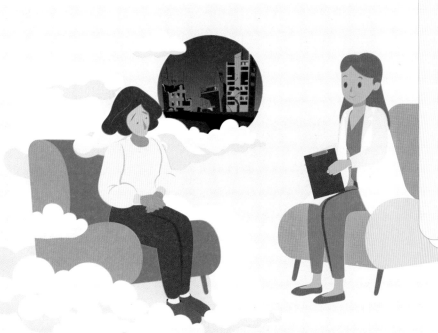

4. 在想象暴露中，治疗师帮助个体一起通过想象回忆，重新唤起创伤事件，并要求大声说出来。这种练习反复进行，回忆的细节逐渐增多，记忆的组织变得连贯，个体的焦虑感会随之下降。

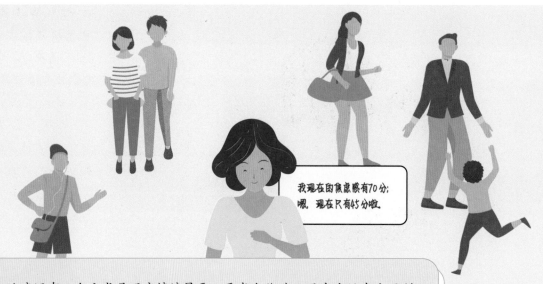

5. PE 治疗还有一个方式是现实情境暴露，要求个体进入现实生活中由于创伤引起的回避情境，比如遭受暴力侵害的人会回避人多的场所。个体需要在这些情境中停留足够的时间，直到监测到自己的焦虑感有明显下降。这个练习要按从易到难的顺序进行，必要时要有人陪伴。

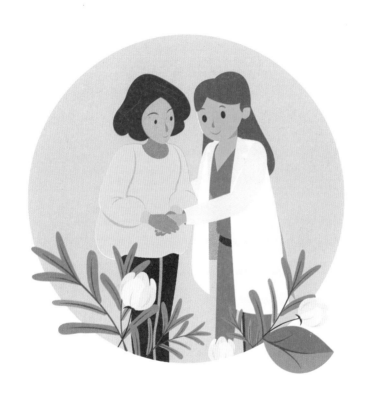

6. 面对创伤，面对恐惧，是一件不容易的事情。因此，PE 治疗对治疗师和来访者都是一个挑战。相互之间的信任，稳固的治疗联盟，是 PE 起作用的关键因素。

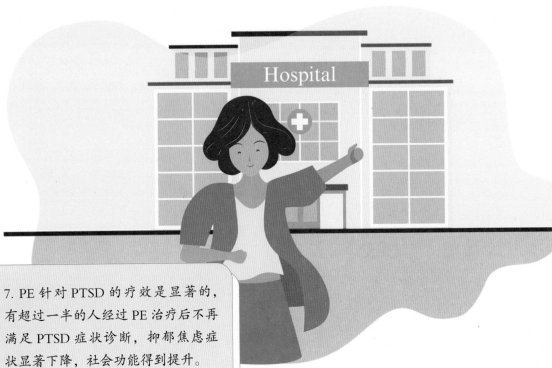

7. PE 针对 PTSD 的疗效是显著的，有超过一半的人经过 PE 治疗后不再满足 PTSD 症状诊断，抑郁焦虑症状显著下降，社会功能得到提升。

8. 研究显示，经PE治疗，患者的大脑前额叶及杏仁核功能得到改善。

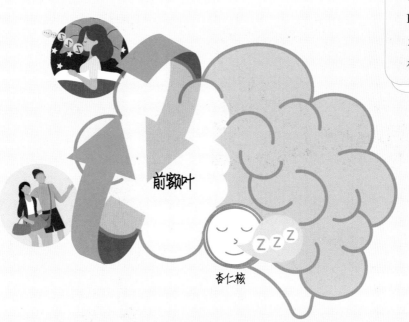

前额叶

杏仁核

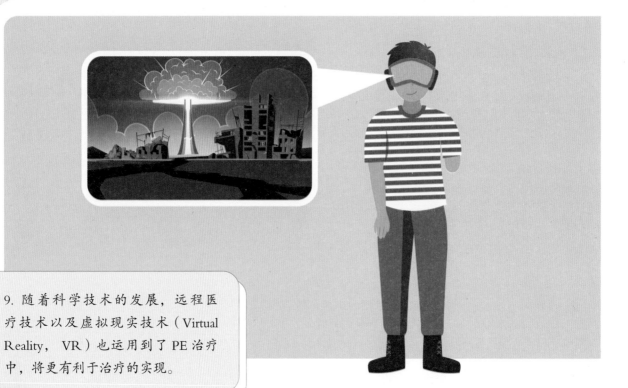

9. 随着科学技术的发展，远程医疗技术以及虚拟现实技术（Virtual Reality， VR）也运用到了 PE 治疗中，将更有利于治疗的实现。

第九章

创伤后应激障碍的药物治疗
Pharmacal Therapy of PTSD

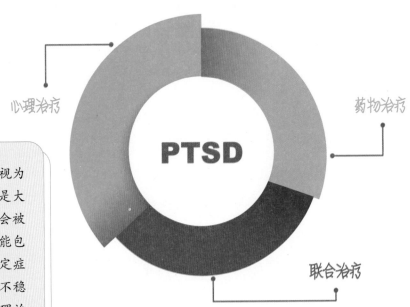

心理治疗

药物治疗

PTSD

联合治疗

1. 尽管目前心理治疗通常被视为 PTSD 的一线治疗方法，但是大部分就诊的 PTSD 个体还是会被开具精神药物处方，原因可能包括个人选择、存在共病或特定症状、心理治疗排不上、病情不稳导致无法接受心理治疗及心理治疗下仍迁延不愈等。

2. 改善 PTSD 的症状可以用 SSRIs 类（氟西汀、帕罗西汀和舍曲林）和 SNRIs 类（文拉法辛）药物来治疗。目前，这四种抗抑郁药物拥有确切的证据使其成为治疗 PTSD 的重要选择。

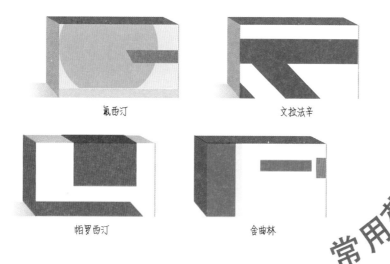

氟西汀　　　　文拉法辛

帕罗西汀　　　舍曲林

常用药物

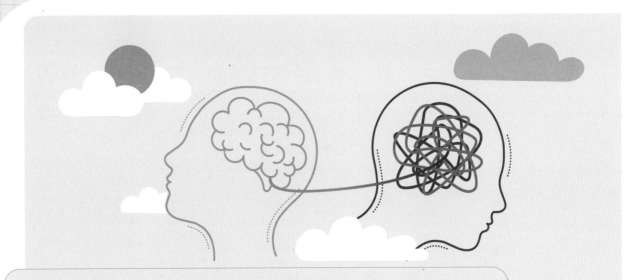

3. 首选SSRIs类药物作为PTSD治疗药物有4个原因：能改善PTSD症状群（如再体验、回避、麻木、过度警觉），对PTSD经常共病的心理障碍能够进行有效的治疗（如抑郁、惊恐发作、社交恐惧和强迫症），能够减少使PTSD管理更加复杂的临床症状（如自杀、冲动和攻击行为），不良反应较少。

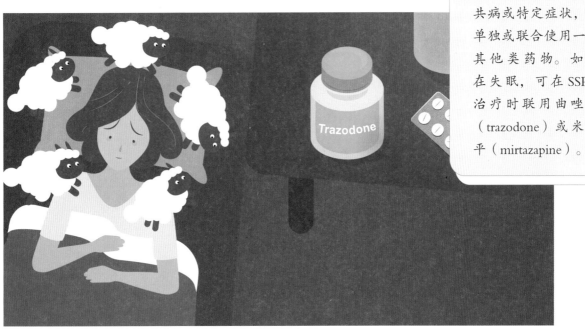

4. 针对 PTSD 个体的共病或特定症状，可单独或联合使用一些其他类药物。如存在失眠，可在 SSRIs 治疗时联用曲唑酮（trazodone）或米氮平（mirtazapine）。

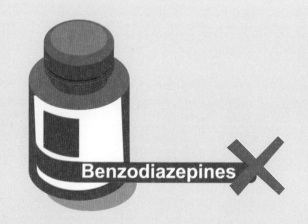

5. 有证据表明，苯二氮䓬类
（benzodiazepines）药物对
PTSD 不起作用，并可能有
害无益，如病情加重、干扰
心理治疗的治疗效果等。

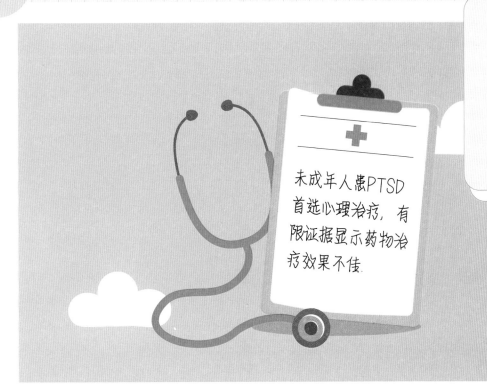

未成年人患PTSD
首选心理治疗，有
限证据显示药物治
疗效果不佳.

6. 英国国家卫生与临床优化研究所发布的最新版创伤后应激障碍管理指南指出：不应提供药物用于18岁以下个体PTSD的预防和治疗。

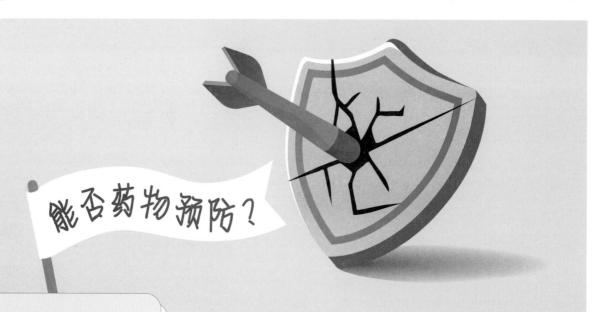

能否药物预防？

7. 目前，个体受到创伤后通过服用药物能否预防PTSD有待进一步研究。

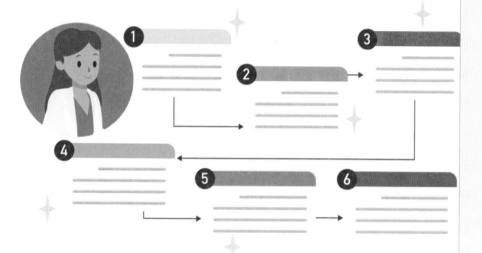

8. 如果你是临床医生，可参考权威机构出版的治疗指南（国际创伤应激研究学会 ISTSS 指南）或基于现有证据制定的系统的治疗流程（卡迪夫 PTSD 处方流程），从而更好地制定治疗决策，减轻 PTSD 个体的负担，改善他们的健康状况及增加其幸福度。